CONTRIBUTION

A L'ÉTUDE

DES HALLUCINATIONS

DE LA SENSIBILITÉ

PAR

LE DR H. ARNAL

ANCIEN INTERNE DE L'ASILE PUBLIC DE BRON

LYON

IMPRIMERIE PITRAT AINÉ

4, RUE GENTIL, 4

1882

CONTRIBUTION

A L'ÉTUDE

DES

HALLUCINATIONS DE LA SENSIBILITÉ

LYON. — IMP. PITRAT AINÉ, 4, RUE GENTIL.

CONTRIBUTION

A L'ÉTUDE

DES HALLUCINATIONS

DE LA SENSIBILITÉ

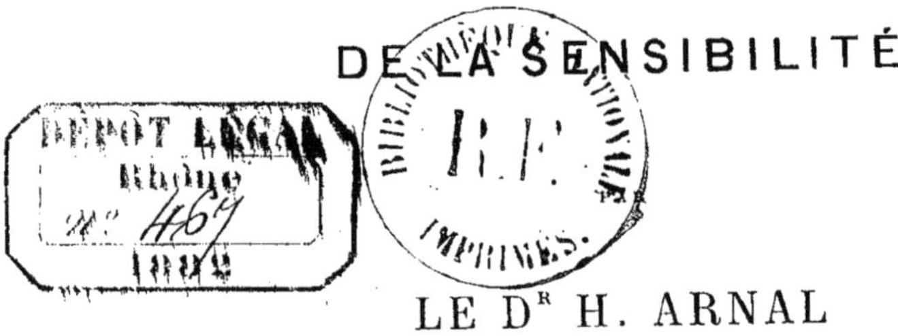

LE Dr H. ARNAL

ANCIEN INTERNE DE L'ASILE PUBLIC DE BRON

LYON

IMPRIMERIE PITRAT AINÉ

4, RUE GENTIL, 4

1882

AVANT-PROPOS

Si l'on consulte l'histoire des symptômes de l'aliénation mentale et celle des hallucinations en général, on est frappé d'un fait. Tandis que, dès le début, on a classé les hallucinations de la vue et de l'ouïe, celles de la sensibilité sont restées dans l'ombre, et maintenant encore, certains médecins aliénistes, n'y attachent aucune importance, négligent de les observer.

Pendant nos trois ans d'internat à l'asile d'aliénés de Bron, il nous a été donné de remarquer combien les hallucinations de la sensibilité sont fréquentes, et combien leur étude si intéressante a été négligée jusque dans ces derniers temps.

Nous n'avons pas l'intention de faire ici un traité sur

les troubles de la sensibilité. Nous n'avons ni l'autorité, ni l'expérience nécessaires pour entreprendre un pareil travail. Nous présenterons seulement quelques faits nouveaux, observés avec soin, les commentant à mesure qu'ils passeront sous nos yeux. Ces faits donnent à l'observation des phénomènes qui nous occupent une grande importance que nous nous efforcerons de démontrer dans nos conclusions.

Nous ne saurions commencer ce travail sans adresser à M. Max-Simon, médecin en chef de la section des hommes, à l'asile public d'aliénés de Bron, l'expression de notre vive reconnaissance. Il a été notre guide dans ce travail, et, sous ses auspices, nous avons vu s'applanir toutes les difficultés de notre tâche.

Que M. le professeur Arthaud, notre président de thèse, et M. le professeur Pierret veuillent bien aussi accepter nos remerciements pour les conseils qu'ils n'ont cessé de nous prodiguer, et pour la bienveillance qu'ils nous ont toujours témoignée pendant notre internat.

CONTRIBUTION

A L'ÉTUDE

DES

HALLUCINATIONS DE LA SENSIBILITÉ

Esquirol est le premier auteur, en France du moins, qui se soit occupé des hallucinations.

Lui, le premier, les a classées après avoir donné au mot hallucination un sens précis. Pour lui, c'est un phénomène cérébral ou psychique s'accomplissant indépendamment des sens, et consistant en des sensations externes que le malade croit éprouver, bien qu'aucun agent extérieur n'agisse matériellement sur ses sens. C'est la première définition, et nous ne sachons pas qu'on ait encore trouvé mieux.

Calmeil confond l'hallucination et l'illusion, mais ces deux auteurs parlent peu du sujet qui nous intéresse.

Préoccupés par l'observation des troubles de l'ouïe et de la vue, ils ont laissé dans l'ombre l'hallucination de la sensibilité.

Leuret, qui ne s'en est guère plus occupé, trouve que l'hallucination est un phénomène intermédiaire entre l'illusion et la conception. Nous ne nous arrêterons pas à discuter cette théorie qui nous entraînerait trop avant dans le domaine de la psychologie.

M. Baillarger est le premier qui ait étudié avec plus de détails les troubles de la sensibilité dans l'hallucination, et son livre nous sera d'un grand secours ainsi que celui de M. Brierre de Boismont.

Voici ce que dit M. le professeur Ball [1], dans ses *Leçons sur les maladies mentales* : « C'est incontestablement l'ouïe qui donne lieu aux hallucinations les plus fréquentes chez les persécutés. Mais, à une période plus avancée de la maladie, les autres sens peuvent y participer. Sans parler du sens de la vue, qui n'entre guère en jeu que chez les persécutés alcooliques, l'une des combinaisons les plus fréquentes est celle des hallucinations du tact et de celles de l'ouïe. Tel malade se croit injurié dans la rue et reçoit en même temps une décharge électrique. Cette impression tactile vient souvent confirmer le délire primitif, et, comme le disait un de nos malades, « c'est justement au moment où l'on me frappe « qu'on me dit des bêtises. »

« Aux hallucinations du tact, se joignent très souvent les hallucinations génitales, qui jouent chez certains persécutés un rôle capital et qui semblent, chez certains d'entre eux, s'être manifestées dès le début. »

La publication du livre de M. Ball n'est malheureusement pas assez avancée pour que nous puissions le citer souvent.

[1] Ball, *Leçons sur les maladies mentales*, p. 249.

On a dit que les hallucinations du toucher étaient très difficiles à étudier parce qu'elles se confondaient avec des névralgies et des illusions viscérales. Mais dans presque tous les cas que nous citerons, les malades, très en état de se rendre compte de leurs sensations, ne présentaient aucun trouble rappelant leurs hallucinations. Toutes les fois que ce fait se produira, nous le rappellerons, et nous pourrons ainsi constater, quoique rarement, à côté des hallucinations de la sensibilité, les illusions du même genre.

Cette constatation est surtout importante à faire lorsqu'on observe des tabétiques. Il faut bien se garder de prendre pour des hallucinations de la sensibilité les douleurs ressenties par ces malades. On voit à quelles erreurs de pronostic pourrait mener la confusion entre les douleurs des tabétiques et celles dont les hallucinés se plaignent de souffrir.

Les hallucinations du toucher et de la sensibilité générale sont très communes dans la folie. On les rencontre dans un grand nombre d'aliénations; mais c'est surtout dans les folies tristes et principalement dans le délire de persécution qu'elles s'observent le plus fréquemment. Comme, dans toutes les hallucinations, l'aliéné croit à la réalité de la fausse sensation qu'il perçoit, cette sensation sera nécessairement très variable ; mais on la trouvera toujours en rapport étroit avec les conceptions délirantes de l'aliéné. Assez ordinairement le malade parlera de coups qu'il s'imagine avoir reçus, de l'impression d'une main dont il croit avoir subi le contact.

L'hallucination de la sensibilité qu'on rencontre le plus

fréquemment aujourd'hui est celle des gens qui se croient magnétisés. Ils parlent de fils électriques, de physiciens, de courants, de décharges qui les tourmentent.

G..., aliéné de l'asile de Bron, qui se dit tourmenté par l'électricité, par le magnétisme, que poursuit une femme, payée par la police, sent souvent sur sa poitrine le contact de la main de cette femme.

Une aliénée de la Salpêtrière ne pouvait s'endormir sans se sentir frapper très violemment par des ennemis cachés. Sa conviction à cet égard était telle qu'elle a passé deux ans sans se coucher. Elle restait assise près de son lit, où la crainte des douleurs qui l'attendaient la tenaient éveillée. A la fin de la nuit seulement, succombant à la fatigue, elle dormait quelques heures, appuyée sur le rebord de son lit [1].

Enfin une dame, dont Brierre de Boismont a rapporté l'observation, montrait souvent le matin la trace des coups qui lui avaient été donnés, disait-elle, par des individus qui voulaient lui faire violence [2].

Si, très fréquemment, les aliénés accusent dans leurs hallucinations le contact de la main de leurs ennemis, de la personne qui les poursuit, il est encore assez ordinaire de les entendre dire qu'on leur tire des coups de revolver, des coups de fusil, et qu'ils sentent parfaitement la balle qui vient les toucher en tel ou tel endroit de leur corps.

Voici deux exemples de ces sortes de fausses perceptions sensorielles que nous avons eu l'occasion d'observer à l'asile de Bron. Nous résumerons les observations des

[1] Baillarger. *Des Hallucinations*, p. 337.
[2] Brierre de Boismont. *Des Hallucinations*, p. 85.

deux malades dont il s'agit ici de façon à mettre surtout en lumière les faits sur lesquels nous désirons attirer l'attention.

Observation I. — Le nommé T..., soixante-cinq ans, s'est livré longtemps à des excès alcooliques. Sous l'influence de ces excès, T... est devenu aliéné. Il est atteint de délire de persécution avec hallucinations de la vue, de l'ouïe, de l'odorat, du toucher et du sens génital. Tous ces troubles hallucinatoires, T... les attribue aux maléfices d'une femme de son pays ; le fils de cette femme est aussi un de ses persécuteurs. Le malade se plaint continuellement que son ennemie est venue le trouver pendant la nuit ; elle entre dans son lit, il sent son contact ; tantôt elle se livre sur lui à des actes d'une impudicité révoltante, tantôt elle lui fait respirer des odeurs nauséabondes. Comme il est noté plus haut, il éprouve le contact du corps de son ennemie, mais il ne la voit pas. Quant au fils de cette femme, le petit Zacharie, il tire à T... des coups de révolver; celui-ci sent parfaitement les balles qui viennent s'aplatir sur sa tête. Une hallucination visuelle accompagne cette hallucination tactile, et T... voit le petit sous la forme d'un oiseau. Ajoutons que, chez ce malade, nous avons constaté des illusions de sensibilité. L'été dernier, il nous présente la face dorsale de sa main droite, qui était le siège de deux ou trois brûlures du second degré ; il nous raconte longuement comment nous avons sous les yeux les traces des balles de révolver tirées la nuit précédente; il se plaint de souffrir beaucoup de ces blessures.

Obs. II. — J..., cinquante-huit ans, est atteint de délire de persécution. L'affection de ce malade reconnaît pour cause de nombreux excès alcooliques et remonte à une époque assez éloignée. Depuis près d'un an, en effet, J... se croit poursuivi par son patron qui aurait fait construire à son intention une machine dont il entend continuellement le bruit. Pendant un certain temps, J..., malgré ses idées délirantes et ses hallucinations auditives a, pu vivre au dehors. Cependant son délire augmentait tous les jours et il n'était pas sans inspirer des craintes à ses voisins. J... ne s'était cependant encore livré à aucun acte de violence. Un jour que sa femme était sortie, J..., plus malade qu'à l'ordinaire, assailli plus vivement par ses hallucinations de l'ouïe, se croyant en danger, se barricada et pour pénétrer chez lui, on fut obligé de forcer la porte. J..., armé d'une bouteille, attendait ses prétendus ennemis. Cependant, il ne frappa personne, voulut s'échapper par une croisée et c'est avec beaucoup de peine qu'on parvint à s'emparer de lui. J... est amené à l'asile. Il se plaint qu'on le poursuit, qu'on le persécute, parle de la machine que son patron a fait construire. Il entend le bruit de cette machine qu'il croit être une machine pneumatique qui sert tout à la fois à lui lancer des balles et à lui ôter la respiration. Fréquemment, à la visite du matin, J... se plaint qu'il a entendu toute la nuit le bruit de la machine et qu'on lui a lancé des balles sur le cou, sur la nuque. Comme on lui objecte qu'on ne voit aucune trace des balles qu'il dit avoir reçues, il répond que ce sont des balles d'une nature particulière, des balles gazeuses, qui, alors qu'elles ont frappé, se dissipent dans l'air. La sensibilité du cou et de la nuque sont normales chez cet aliéné; aucune douleur névralgique ou autre ne rend compte non plus de la sensation accusée par J... Il s'agit donc d'une véritable hallucination. Quant à la sensation d'étouffement dont le malade se plaint encore de temps à autre et qu'il attribue à la machine pneumatique que son ennemi fait manœuvrer contre lui, il est facile d'y reconnaître une illusion. J... a, en effet, des accès d'oppression liés à un état maladif du cœur. Quant à l'endroit où est placée la machine à l'aide de laquelle on le tourmente, c'est, comme il arrive presque toujours, dans les greniers de l'établissement qu'elle est établie. Depuis un an, les conceptions délirantes de cet aliéné n'ont pas varié et ses hallucinations se sont toujours montrées aussi constantes et aussi vives.

Ces idées de machines à l'aide desquelles on les tourmente, ne sont pas rares chez les aliénés atteints d'hallacinations tactiles ; le fait que nous venons de rapporter en dernier lieu est intéressant à ce point de vue. L'observation suivante empruntée à Haslam, n'est pas moins curieuse et me paraît mériter d'être consignée ici à ce point de vue surtout, que non seulement le malade est persuadé qu'une machine est employée par ses ennemis pour lui infliger les tortures qu'on lui impose, mais qu'il se représente si vivement cette machine, objet de ses terreurs, que nous voyons qu'il a pris soin d'en tracer le plan.

Obs. III. — Mathews, dit Haslam[1], se croyait poursuivi par une troupe de misérables demeurant dans un lieu inconnu près de Londres. Ses persécuteurs, par leur habileté dans la machins pneumatique, avaient le pouvoir de lui infliger plusieurs espècee de tortures. Tantôt ils lui serraient fortement les fibres de la langue, tantôt ils étendaient un voile sur son cerveau et interceptaient ainsi la communication entre son esprit et son cœur. D'autres fois, ils lui mettaient des pierres dans la vessie, ou lui fai saie entrer à volonté des idées qui flottaient à l'aventure dans la tête. A l'aide du fluide magnétique, ils le serraient au point de l'étouffer, lui introduisaient de force du gaz sous le crâne, lui allongeaient le cerveau, lui distendaient les nerfs et jetaient le désordre dans toutes ses pensées.

A force de rechercher par quels moyens invisibles on le faisait ainsi souffrir, M..., imagina une machine fort bizarre dont il traça le plan. Les assassins, comme il les appelait, avaient des machines semblables dans un grand nombre de lieux différents, et s'en servaient pour tourmenter un grand nombre de personnes et leur faire faire tout ce qu'ils voulaient.

[1] J. Haslam. *Illustrations of madnees exhibiting a singular case of insanity.*

Il arrive assez souvent que l'on retrouve dans l'hallucination du toucher dont se plaint l'aliéné la trace de la cause qui lui a donné naissance. Une observation que M. Baillarger a consignée dans son traité des hallucinations est très intéressante à ce point de vue ; nous demanderons la permission de la rapporter ici :

Obs. IV. — « Mme G... traversait une petite rue du faubourg Saint-Antoine ; un pot de fleurs tombé d'une croisée la frappe à la tête. Elle est renversée et portée sans connaissance dans la boutique d'un boulanger voisin ; bientôt on la transporte à l'Hôtel-Dieu. Pendant quelques jours la malade est dans une sorte de stupeur. Une plaie qui existait à la tête devient le point de départ d'une érysipèle qui envahit tout le cuir chevelu. Deux petits abcès se forment et sont successivement ouverts. Après sept ou huit jours, tous les accidents ont cessé, mais la malade commence à éprouver une hallucination des plus bizarres. Il lui semble tout à coup recevoir sur la tête le pot de fleurs comme au jour où elle a été renversée. La douleur lui arrache un cri et à peine a-t-elle été frappée qu'elle entend bien distinctement le bruit du pot qui se brise en éclats sur le plancher. Elle reste un instant avec un tremblement général, de fortes palpitations ; puis, quand elle est un peu remise, elle cherche autour d'elle les fragments du pot brisé et s'étonne de ne les pas trouver. Cette hallucination si pénible du toucher et de l'ouïe se répète dix, quinze, vingt fois par jour et chaque fois avec les mêmes circonstances [1] .»

La sensation d'oppression est assez fréquente chez les aliénés, et après un examen attentif des parois thoraciques, on est forcé de conclure à une hallucination de la sensibilité.

[1] Baillarger. *Des Hallucinations*, p. 355

Voici une observation se rattachant à une hallucination de ce genre, et recueillie dans le service de M. le professeur Arthaud.

Obs. V. — G.., vingt-quatre ans, garçon brasseur.

Pas d'aliénés dans la famille.

Soigné à l'hôpital de la Croix-Rousse pour une attaque de rhumatisme. Pas de syphilis.

Habitudes alcooliques probables. Prenait souvent de l'eau-de-vie le matin, et buvait beaucoup de bière.

Il semble que l'affection ait débuté par des hallucinations de la sensibilité générale, et plus particulièrement par une sensation de pesanteur de la région précordiale. Il attribue cette sensation à l'influence de personnages qu'il ne sait pas déterminer. C'est sous l'influence de ce malaise qu'il sort de chez son patron, et vient habiter avec ses frères; puis il fait mille extravagances et tient des propos extraordinaires qui déterminent à le faire entrer à l'asile.

A son entrée : idées vagues de persécution ; il croit toujours qu'on lui procure son angoisse précordiale.

Il a entendu des médecins dire qu'il avait volé des billets de banque russes. Il a aussi entendu voler des pigeons.

A part ces conceptions délirantes, l'intelligence ne paraît pas affaiblie. La mémoire des faits récents est conservée.

Motilité. — Quelques tremblements fibrillaires dans les muscles de la face et dans la langue. Tremblement des extrémités digitales. La face est asymétrique ; la partie droite est moins volumineuse que la gauche; le malade, bien que droitier; est plus faible du côté droit que du gauche. Au dynamomètre, on a : à droite, 47 kil.; à gauche, 50 kil. Démarche très assurée. Pas de troubles d'équilibration. Pupilles égales.

Nutrition. — Pas de troubles des organes respiratoires ou circulatoires. Rien du côté des organes génito-urinaires. Il se plaint d'un peu de constipation et quelquefois de mauvais goût à la bouche. Pas de vomissements pituitaires.

Huit mois après son entrée, le malade est en proie à un délire de persécution très caractérisé. Le jour et la nuit, il s'entend interpeller par des personnes invisibles qui lui reprochent ses actes et même ses pensées, qui l'accusent de méfaits qu'il n'a pas commis et cherchent dans toute sa vie des griefs d'accusation. Souvent aussi, il a des hallucinations de la sensibilité générale; il éprouve une sensation très pénible de constriction et de poids dans la région précordiale; il sent comme des bouffées de vent qui arrivent subitement et lui brûlent le visage.

L'examen le plus attentif ne révèle rien, soit aux poumons, soit au cœur.

Il est beaucoup de malades atteints d'hallucinations tactiles qui ne paraissaient pas avoir des impressions aussi violentes, si nous pouvons dire, que celles que nous venons de rapporter. Ces aliénés déclarent qu'on leur lance des poudres, du vitriol, des eaux corrosives, de l'air inflammable, des exhalaisons du mal vénérien. Ces sensations, pour être moins violentes, comme nous l'avons dit, que les précédentes, ne paraissent pas procurer aux aliénés qui les ressentent des impressions moins pénibles; aussi leurs plaintes sont-elles aussi vives que celles des malades qui s'imaginent avoir été l'objet de coups, d'étreintes, etc.

Obs. VI. — Louis G... est atteint du délire de persécution avec hallucinations multiples. Il est poursuivi par un nommé Jolly qui lui fait souffrir toutes espèces de supplices. Entre autres vexations exercées par cet individu, G... prétend qu'il reçoit chaque nuit de la poudre d'arsenic qui l'enveloppe de tout côtés et que Jolly lui lance au moyen d'un sifflet. Ces poudres finissent par retomber sur son lit; il les voit parfaitement et se relève souvent pour secouer sa couvertures. G... n'aperçoit pas son ennemi; mais il l'entend l'injurier. Les poudres d'arsenic répandraient une odeur infecte.

Une fausse sensation tactile qui se rencontre encore très souvent chez les aliénés est la sensation d'animaux qui monteraient le long de leurs jambes, de bêtes hideuses et visqueuses qui s'attacheraient à eux, qui ramperaient à la surface de leur corps. C'est surtout dans la folie alcoolique, à forme lypémaniaque, que se rencontre ce genre de fausses sensations. Deux malades, dont Magnan a rapporté les observations, offraient à un degré extrêmement marqué les hallucinations tactiles dont nous nous occupons en ce moment[1].

Obs. VII. — Un de ces malades, gaveur aux halles et ancien militaire, ayant depuis longtemps des habitudes alcooliquess, accusait des hallucinations extrêmement vives de la vue, de l'ouïe, et de la sensibilité. Nous ne nous arrêterons pas aux deux premières espèces d'hallucinations; mais nous mentionnerons les fausses perceptions sensorielles de cet aliéné qui lui faisaient passer continuellement la main devant la figure pour repousser des fils, des poils, des cheveux et porter vivement la main sur sa cuisse en ramenant son pantalon qu'il serrait avec force pour écraser, disait-il, une grosse araignée qui se glissait entre sa peau et son pantalon.

Obs. VIII. — Le sujet de la seconde observation de Magnan est une femme qui, faisant depuis longtemps quelques excès de boisson, avait, vers la fin du siège, vécu de pain trempé dans du vin. Sous l'influence de ses anciennes habitudes alcooliques et d'un tel régime, Anastasie D... fut prise d'un délire alcoolique très violent et se vit bientôt en proie à des hallucinations de presque tous les sens, parmi lesquelles, comme tout à l'heure, nous ne rapporterons que celle de la sensibilité qui consistaient en piqûres sur le ventre, en quelque chose de pesant sur la peau, en la sensation

[1] Magnan. *De l'Alcoolisme.*

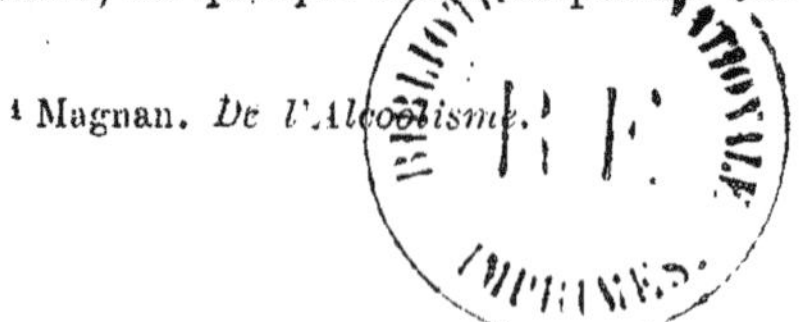

d'une bête froide et mouillée qui se traînait sur les coiffes de la malade et lui plongeait un dard dans la chair. Cette aliénée sentait encore des mouvements en dedans des jambes et les griffes d'un animal qui se plantaient dans son dos.

Les aliénés éprouvent-ils souvent la sensation d'un corps liquide? Le fait se présente assurément assez fréquemment. Nous avons vu déjà la femme alcoolique de Magnan accuser la perception du contact d'une bête visqueuse. M. Baillarger a aussi noté le fait d'une malade qui éprouvait à l'occiput la sensation de l'écoulement d'un liquide, et nous trouvons dans le même auteur l'observation d'un malade qui, atteint du delirium tremens, criait qu'il était plongé dans une rivière jusqu'à la ceinture et essayait de prendre les poissons dont il était entouré. Voici deux faits observés à Bron et où l'on trouve également cette sensation de liquide très nettement accusée par les aliénés qui font le sujet de ces observations.

Obs. IX. — X... est atteint de lypémanie. Ce pauvre malade est extrêmement tourmenté ; il se croit perdu ; il s'imagine qu'il est cause de tout le mal qui arrive en ce monde; il est poursuivi par toutes sortes de gens. Nous trouvons chez lui des hallucinations de tous les sens. Il voit des fantômes, des cadavres, des lambeaux de chair, des individus vêtus de suaires, etc. Il entend toute espèces de menaces effrayantes, il croit qu'il va être soumis aux supplices les plus affreux. On lui lance des odeurs infectes, ou bien, ces odeurs, c'est lui-même qui les répand. Ses aliments ont un goût insupportable. Outre ces hallucinations, X... a encore de fausses sensations affectant le sens du toucher et la sensibilité générale. Il croit que ses membres sont transformés en pattes de poulet; il perçoit le long des bras, des mains et des jambes la sensation rugueuse que pourrait procurer, en effet, la patte d'un gallinacé. Il voit, de plus, ses pieds et ses mains sous cette forme étrange. La nuit, on le transperce de coups de bayonnettes, et il sent parfaitement son sang couler le long de son corps ; mais, ces armes dont il se sent blessé, c'est à une certaine distance qu'il les voit passer, sans que cette anomalie lui paraisse extraordinaire.

Obs. X. — B..., quarante-deux ans, est atteint de délire de persécution. On le tourmente, on lui dit des injures, on lui fait mille propositions déshonnêtes, on l'accuse de crimes qu'il n'a jamais commis, on veut « le faire passer pour ce qu'il n'est pas ». Il entend continuellement des voix qui lui font des reproches; il répond aux voix qui l'interpellent, il se dispute avec ses ennemis invisibles. Comme on le voit, les hallucinations de l'ouïe sont chez B... le phénomène sensoriel le plus habituel. Cependant, outre ces hallucinations de l'ouïe, B... éprouve, à une certaine époque, une aberration maladive de la sensibilité qu'on ne peut considérer que comme une véritable hallucination, car rien ne peut expliquer autrement la singulière impression qu'il ressent. B..., en effet, déclare qu'il a un écoulement; il sent un liquide sortir de son urètre; il demande à être visité, et, d'un examen soigneux, il résulte que B... jouit de la santé la plus parfaite. La fausse sensation qu'il éprouvait disparaît peu de temps après, et ne s'est plus produite.

Quelques malades croient qu'ils brûlent et ressentent, en effet, une impression de chaleur dont ils se plaignent très vivement, qu'il est impossible de rapporter à aucune lésion réelle, comme cela a lieu parfois dans certaines illusions dont la cause est manifeste. C'est quelquefois une affection de la peau, un erythème, qui, procurant au malade une sensation de chaleur, lui fait croire qu'il est brûlé. Mais souvent il est impossible de rien constater de semblable.

C'est là le cas d'un aliéné du service des hommes de l'asile de Bron, qui croit qu'il est tordu, qu'il va périr et qui se plaint continuellement qu'on le brûle, redemande qui lui cause de telles souffrances et déclare que si cela doit continuer il préfère mille fois mourir. Il est impossible de trouver chez ce malade aucune lésion matérielle à laquelle on puisse rapporter les douleurs qu'il accuse, et l'on est bien forcé de conclure qu'il s'agit là d'une hallucination.

Un autre aliéné, du même asile, au milieu de troubles sensoriels extrêmement variés, éprouve une sensation du même genre.

Obs. XI. — M..., trente-deux ans, est atteint du délire de persécution. Sa maladie remonte à plusieurs années et il peut aujourd'hui être considéré comme incurable. Comme il arrive souvent, des idées ambitieuses se mêlent au délire de persécution du malade. C'est un nommé J... qui poursuit notre malade. Il lui a coupé la tête parce qu'il ne voulait pas reconnaître l'antechrist; mais le bon Dieu lui a ressoudé la tête, et depuis on a reconnu partout qu'il était un saint. Il voit le bon Dieu, la sainte Vierge. Dieu se manifeste à lui tantôt sous la forme d'un homme vénérable, tantôt sous l'apparence d'une vive lumière. Cependant J... le poursuit toujours, il l'injurie continuellement, il le coupe, il le pique, il le racle et le rabote ; parfois il le *cuit* et ce sont alors des douleurs insupportables. C'est à l'aide de la physique que M... est ainsi persécuté par son ennemi.

Une hallucination que l'on rencontre encore chez les aliénés est la sensation de succion. Ce sont ordinairement les femmes qui sont atteintes de cette hallucination, dont le siège le plus fréquent est le mamelon.

Une femme de la Salpêtrière, citée par M. Baillarger, attribuait à des succions répétées, exercées par ses ennemis, l'atrophie et la déformation des organes qui étaient dues aux seuls progrès de l'âge.

Il est probable que c'est à de fausses sensations de ce genre qu'est due la superstition des *vampires*, à laquelle nous reviendrons plus tard.

Une autre hallucination de sensibilité, qu'il n'est pas rare de constater dans certaines aliénations, consiste en ceci : que les malades qui en sont atteints croient qu'un animal leur ronge le cœur, le foie, la rate, les intestins, etc. Il y a encore à l'asile de Bron un malade très nettement affecté de ce trouble sensoriel et dont l'observation est assez intéressante pour mériter d'être rapportée. La voici :

Obs. XII. — M..., trente-six ans, est devenu aliéné à la suite d'une vive émotion qu'il a éprouvée dans la circonstance suivante : des voleurs s'étaient introduits dans une propriété dont il était jardinier. M... se mit à leur poursuite et ces malfaiteurs tirèrent sur lui plusieurs coups de révolver, qui, heureusement, ne l'atteignirent pas. M... est affecté de lypémanie. Généralement triste et déprimé, à certaines époques il tombe dans un état de prostration extrême. Il va mourir, il est perdu, il sent dans son ventre un chien qui lui ronge le cœur et les intestins. Cet animal le dévore avec un tel acharnement qu'il ne doit pas lui rester un seul organe. C'est surtout quand la dépression de M... est plus grande qu'il ressent cette hallucination dans toute son acuité. Quand son état mental se relève, on ne trouve plus chez ce malade ces sensations pénibles, ou, si on les rencontre encore, elles sont extrêmement atténuées.

Baillarger [1] cite une dame qui sentait un serpent qui lui déchirait les entrailles. Elle demandait avec instances des ciseaux pour s'ouvrir le ventre.

Un malade, appartenant au service de M. le professeur Arthaud, éprouvait une hallucination des plus bizarres. Il se figurait que le curé d'Ars était renfermé dans sa cavité abdominale. Mais l'examen de l'abdomen offrait les plus grandes difficultés. Dès qu'on le palpait, même légèrement, le malade poussait des cris violents, paraissant ressentir une vive douleur, et ne permettait pas une plus longue exploration.

Ce malade avait une affection de cœur qui fit des progrès rapides. Actuellement, cet homme, œdématié, ne quitte plus le lit ; mais, chose singulière, ses douleurs abdominales ont disparu, et le curé d'Ars est toujours près de lui, mais dans un coin de la salle.

Nous sommes ici en présence du cas dans lequel, le plus fréquemment, on pourra confondre l'hallucination avec l'illusion. En effet, l'examen de l'abdomen nous offre d'autres difficultés que celui qui doit porter sur une simple surface, la peau, par exemple.

Guislain, dans ses leçons orales sur les phrénopathies a rapporté ce fait d'une personne qui se trouve sous l'empire d'une perception singulière : « *A l'entendre*, dit Guislain, *sa tête se dilate enormément au point de remplir la chambre où elle se trouve et de ne pas lui permettre d'en sortir* [2]. » Cette personne, paraît-il,

[1] Baillarger. *Des Hallucinations*, p. 674.

[2] Guislain. *Leçons orales sur les phrénopathies*, t. I, p. 230.

jouissait de toute sa raison; mais il est bien évident néanmoins qu'il s'agissait là d'une hallucination, hallucination que nous allons retrouver dans la folie sous un aspect un peu différent, il est vrai, mais assez semblable cependant, pour qu'on ne doute pas que l'on ait affaire dans les deux cas à des phénomènes de même ordre.

Obs. XIII. — S... cinquante-six ans, est atteint de délire de persécution. Sa maladie remonte à plusieurs années déjà : ouvrier tulliste, S... s'imaginait que les maîtres chez lesquels il travaillait lui faisaient casser les fils de son métier ; il croyait que l'on voulait l'empoisonner. Aujourd'hui ces idées délirantes paraissent avoir disparu ; mais S... est néanmoins toujours persécuté. On lui fait des signes, on l'électrise, on lui fait passer des mots dans la tête, on le magnétise. Ce malade ne paraît pas avoir d'hallucinations de l'ouïe. mais les sensations qu'il accuse ne permettent pas de douter qu'il n'ait des hallucinations de la sensibilité générale. En effet, S..; se plaint qu'on lui fait grossir la tête, qu'on la lui change en pierre, et sous l'influence de ces fausses sensations, S... s'agite facilement et cherche querelle aux autres malades.

Obs. XIV. — B... est atteint de paralysie générale. Les troubles moteurs sont très accentués chez ce malade et les idées ambitieuses absolument exubérantes : il est premier Dieu, premier Pape, premier Nonce; il sait tout, il peut tout, il dispose de l'univers entier; quelques idées de persécution viennent se mêler à ces conceptions ambitieuses ; il croit s'appeler Derdus, et les B..., qui se disent ses parents, n'ont rien à faire avec lui ; ce sont ses ennemis; ils le poursuivent depuis longtemps. Il y a chez cet aliéné des alternatives d'excitation et de dépression et on constate une variation très marquée, non seulement dans les conceptions délirantes, suivant la période dans laquelle se trouve le malade, mais encore dans les troubles sensoriels qu'il accuse. Quand B... est déprimé, ses ennemis le réduisent à l'impuissance, ils font diminuer sa taille et ses membres qu'il sent extrêmement petits et chétifs comme ceux d'un enfant; quand, au contraire, il se trouve dans une période d'excitation, B.. prend un grand corps, de grands bras, de grands poumons, qu'il fabrique lui-même dans des cuves immenses, et l'aliéné sent effectivement ses membres grossir et grandir d'une façon démesurée.

Il est des sensations que dénoncent certains malades et qu'on ne saurait rapporter qu'à des hallucinations de la sensibilité générale. Les aliénés qui éprouvent ces aberrations se croient et se disent extrêmement légers; ils sont emportés à des distances plus ou moins éloignées; quelques-uns se sentent grandir, grossir, devenir extrêmement petits.

Quelquefois ce n'est qu'une partie du corps des malades qui leur paraît être le siège de ces changements bizarres. Comme le dit M. Baillarger, ces sensations se rencontrent assez fréquemment dans les rêves, et on les voit apparaître également sous l'influence du datura, de l'opium et du haschisch. Il est probable que les voyages que croyaient accomplir les sorciers tenaient à des hallucinations du genre de celles dont il est ici question et qui étaient provoqués par les pommades dont ils se frottaient.

Nous allons étudier successivement ces différentes aberrations de la sensibilité générale, en rapportant de préférence les faits que nous avons pu observer, sans négliger toutefois de consigner les observations des auteurs qui nous paraîtront de nature à jeter plus de lumière sur les phénomènes que nous étudions ici.

Certains aliénés se sentent transportés d'un lieu à un autre à travers les airs.

Ces hallucinations, fréquentes au moyen âge, nous le verrons tout à l'heure, sont devenues plus rares. Une femme dont parle Baillarger[1] se sentait souvent soulevée de terre par une main invisible.

Calmeil a rapporté l'observation d'un aliéné qui se croyait chaque soir emporté, cloué dans une bière, de Charenton à Vincennes. Après une messe des morts, chantée à la chapelle du château, il éprouvait de nouveau la sensation de transport du lieu où il se trouvait à Charenton.

Un Anglais, que Brierre de Boismont[2] a observé, se croyait soulevé chaque nuit par des individus qui le transportaient dans des pays éloignés, à Lorient, au Caire, à Londres.

L'observation suivante, de M. Baillarger, est très intéressante ; nous la citerons intégralement :

Obs. XV. — Une aliénée de la Salpêtrière croit souvent s'élever dans les airs, ou, comme elle dit, dans le *temps*. Voici comment elle quitte la terre et la manœuvre qu'elle répète à chaque instant. Elle prend dans chaque main un sabot, une sébile de bois ou tout autre objet, puis elle s'affaisse un peu sur elle-même en se retournant à demi ; alors elle fait une grande inspiration, dilate autant que posible sa poitrine, gonfle ses joues, puis peu à peu elle se se redresse en élevant ses bras en l'air. Bientôt elle ne touche plus la terre que de la pointe des pieds, et souvent d'un seul pied seulement. Elle reste ainsi un instant comme suspendue, retenant sa respiration et les yeux tournés vers le ciel... Elle est alors au sommet de son élévation. Bientôt elle redescend sur la terre, et produit avec sa bouche un bruit particulier qui indique la cessassion des efforts violents qu'elle a faits. A chaque instant on

[1] Baillarger. *Des Hallucinations*. p. 351.
[2] Brierre de Boismont. *Des Hallucinations*, p. 84.

aperçoit cette femme se gonflant d'air et répétant la manœuvre que je viens de décrire. Elle est convaincue qu'elle passe ainsi une partie de sa journée dans les nuages. La répétition fréquente de cet acte bizarre paraît avoir pour résultat d'entretenir une sorte de congestion cérébrale. La malade, en effet, pendant qu'elle fait de violents efforts pour s'élever en retenant sa respiration, devient très rouge et offre une dilatation très grande des jugulaires [1].

Mme d'Arnim, l'amie de Gœthe, a décrit l'hallucination de ce genre à laquelle elle fut sujette : « J'avais la certitude que volais et que je planais. Une simple pression élastique de la pointe des pieds, et j'étais dans les airs. Je planais silencieusement et avec délices à deux ou trois pieds de terre, et puis je revenais. Peu de jours après, je me mis au lit et je m'endormis, etc. »

La lycanthropie, dont nous parlerons brièvement, remonte à la plus haute antiquité : D'après Brierre de Boismont, les compagnons d'Ulysse seraient un des premiers exemples de cette sorte d'hallucinations. Hérodote signale ces transformations comme fréquentes. Saint Augustin cite des femmes, en Italie, se transformant en chevaux.

Le fait qu'a raconté Wierius, cité par Leuret et divers auteurs, montre suffisamment qu'il existait, chez les malheureux aliénés qui se croyaient transformés en loups, des troubles de la sensibilité générale. Voici ce fait : « En 1541, il y avait à Padoue un homme qui se croyait

1 Baillarger. *Des Hallucinations*, p. 351.

changé en loup, courait la campagne, attaquait et mettait à mort tous ceux qu'il rencontrait. Après bien des difficultés, on parvint à s'emparer de lui. Il dit en confidence à ceux qui l'arrêtèrent : « Je suis vraiment un loup, et « si ma peau ne paraît pas celle d'un loup, c'est parce « qu'elle est retournée et que les poils sont en dedans. » Pour s'assurer du fait, on coupa ce malheureux aux différentes parties du corps; on lui emputa les bras et les jambes. Alors, ne trouvant pas ce que l'on cherchait et croyant à son innocence, on le remit à un chirurgien qui, malgré ses soins, ne put l'empêcher de succomber aux suites des blessures que lui avaient faites des hommes plus cruels que de véritables loups. »

Chez les Abyssiniens, le zoomorphise est fort en honneur; mais les sorciers qui jouissent du pouvoir de se métamorphoser en hyènes et autres animaux féroces, loin de risquer le bûcher, vivent tranquilles et redoutés.

Monstrelet, dans ses chroniques (1572), rapporte tout au long que : « En 1459, au pays d'Artois, advint un terrible et pitoyable cas que l'on nommait *Vaudoisie*, ne scay pourquoy. » Il nous décrit ensuite les diverses phases de cette épidémie. C'est l'éternelle histoire de la sorcellerie au moyen âge. Rien n'y manque, ni les sorciers chevauchant sur leur manche à balai, ni le prince des démons, grand maître de ces mystérieuses orgies, ni les différents animaux dont les adeptes prenaient la forme, et avec lesquels ils s'accouplaient.

C'est à l'exagération des idées mystiques qui exaltent l'imagination que nous devons rapporter la plupart de ces hallucinations de la sensibilité. Les possédées de

Loudun, ces hallucinées célèbres, n'étaient-elles pas sous l'influence du mysticisme le plus absolu.

Aujourd'hui nous ne trouvons plus que bien rarement chez les démonomanes les hallucinations obscènes dont les auteurs du temps sont remplis. Doit-on l'attribuer à ce que les idées érotiques étaient alors beaucoup plus répandues, par suite de la prédominance des instincts sur les facultés intellectuelles.

Il est une hallucination de la sensibilité qui affecte une forme particulière : le malade croit porter en lui-même un corps étranger qui obstrue les voies digestives ou respiratoires. Il refuse alors de manger et l'intervention médicale devient nécessaire pour soutenir l'aliéné.

Nous avons, pendant longtemps, nourri à la sonde un malade du service de M. le professeur Arthaud. Cet homme croyait avoir une énorme pierre au milieu de l'œsophage. Il était impossible de lui démontrer le contraire, et lorsque la sonde œsophagienne, arrivée dans l'estomac, s'arrêtait, il prétendait qu'elle avait rencontré l'obstacle.

L'observation suivante, très détaillée et due à l'obligeance de M. le professeur Pierret, nous montre une malade dont le délire affecte la même forme. C'est là le seul trouble psychique que présente cette femme. Nous ne trouvons chez elle que l'hallucination de la sensibilité, sans troubles de la vue ni de l'ouïe.

Obs. XVI. — La femme C... entre à l'asile le 21 mai 1882. Son frère donne les renseignements suivants.

Hérédité : Un oncle paternel mort dans un asile.

Affections antérieures : Variole.

Deux enfants en bonne santé. Couches et suites de couches normales.

Elle a déjà été internée. Sa conduite n'était pas normale. La cause première de ce dérangement serait le mauvais état de son commerce de boulangerie et la perte d'un procès. Idées de suicide (à ce moment-là seulement).

Encore réglée actuellement, elle a toujours montré un tempérament irritable, mais rien d'anormal dans son caractère jusqu'à l'an dernier. Au mois d'octobre 1881, elle a commencé à montrer quelques légers troubles intellectuels qui se sont peu à peu accentués. Il y a trois semaines, elle veut se suicider, monte au grenier (2e étage) et se jette par la fenêtre. Retenue par ses jupons à un crochet de volet, elle en est quitte, en arrivant au sol, pour une légère blessure au pied gauche.

Sentiments affectifs exagérés en faveur de ses enfants.

Léger délire de persécution.

D'un calme parfait, elle raisonne sagement, et répond bien aux questions qui lui sont posées.

Aspect général : Facies très pâle, œil un peu inquiet, cœur absolument normal. Pouls calme, un peu petit.

Poumons. Malgré l'examen le plus attentif, il est impossible de rien découvrir de ce côté.

Foie normal.

Pas d'ovarite.

Estomac non dilaté, non douloureux ; déglutition facile sans vomissements. Selles rares, mais normales.

Ventre souple ; urines normales.

Sensibilité intacte ; pas de troubles pupillaires ; parole libre.

Pas d'amnésie.

État psychique. Cette femme raconte elle-même qu'elle a déjà été malade. Des pertes d'argent, des soucis de ménage lui avaient fait perdre la tête. Elle s'est guérie, dit-elle, mais son intelligence serait restée un peu faible.

Dans ces derniers temps, elle s'est imaginée avoir commis de grandes fautes dont elle s'accusait devant ses voisines ; personne ne voulait y croire. Un jour, s'imaginant que les gendarmes allaient venir la saisir, elle s'est jetée par la fenêtre. Elle déclare ne pas avoir vu les gendarmes, et il est un point bien avéré, c'est qu'elle n'a pas eu d'hallucinations de la vue.

Son délire actuel est parfaitement net. Elle le décrit ainsi : « Dans les premiers jours de mon entrée, je pouvais manger, quoique avec peine ; les sœurs m'ont fait trop avaler de nourriture, et depuis ce temps, je suis *bouchée* en dedans. Les aliments passent tous dans mon épaule gauche ; il est inutile de me nourrir ; je puis très bien vivre sans manger, puisque rien ne passe dans mon estomac.

Elle indique avec netteté le point spécial de son dos où arrivent les aliments. Elle y pose le doigt et prétend sentir le poids des aliments accumulés.

Sur ce sujet, il est impossible de lui faire entendre raison. Sur tous les autres points, elle raisonne assez bien, quoiqu'il soit possible de reconnaître un peu de débilité intellectuelle. On n'a rien trouvé du côté de l'œsophage. Le passage de la sonde œsophagienne (qu'on a dû employer pour empêcher la malade de mourir d'inanition) n'a pas modifié le délire.

Des hallucinations qui se rapportent encore à la sensibilité générale sont celles que ressentent les aliénés qui croient être transformés en d'autres individus. C'est ainsi que certains malades prétendent que tout leur corps est mort et que c'est un autre corps qu'ils possèdent. Comme le dit très bien Griesinger, il est des cas où ces idées délirantes sont liées à de l'anesthésie ou à de l'analgésie, et alors il s'agit là de véritables illusions. Mais souvent aussi il est impossible de découvrir le moindre trouble de la sensibilité périphérique ou de la sensibilité musculaire qui sont complètement conservées, et alors on a évidemment affaire à des hallucinations. On peut bien se demander aussi avec Griesinger si, dans les cas où les malades se croient transformés en animaux, il ne s'agit pas parfois d'un délire purement psychique engendré par les instincts de ces animaux, du loup, par exemple, qui se rencontreraient chez les aliénés qui s'imaginent avoir subi cette transformation. Mais on doit dire avec l'auteur que nous citions tout à l'heure, que, lorsque l'idée de la transformation est complète, on ne peut se refuser à admettre une « modification profonde de la sensibilité générale normale du corps [1] .»

Griesinger paraît rattacher à des troubles de la sensibilité le délire de certains aliénés qui se croient transformés en personnages célèbres. Quelle que soit l'autorité du célèbre aliéniste allemand, il nous est difficile d'admettre une semblable manière de voir. Que les idées délirantes des aliénés qui se croient changés en loups ou autres animaux soient liées à des hallucinations de la sensibilité, le fait nous paraît très naturel. Il y a dans ces cas un changement de forme, si l'on peut dire, du corps de l'aliéné qui implique en quelque sorte le trouble sensoriel; tandis que la persuasion où se trouve un malade, qu'il est tel ou tel personnage historique ne rend pas nécessaire que celui qui a cette conviction ait des sensations différentes de celles que peut avoir tel ou tel individu. Aussi pensons-nous que dans les cas où les aliénés se croient Napoléon, Mahomet, etc., on n'a affaire qu'à un délire purement psychique.

[1] Griesinger. *Traité des maladies mentales*, p. 92.

Quelques aliénés éprouvent des sensations qui leur font croire qu'on se livre sur eux à des attentats contre nature. Ce sont surtout les persécutés qui offrent le plus fréquemment cette sorte d'hallucination, qui les tourmente extrêmement et les jette dans un véritable désespoir. M. Baillarger a cité un fait de ce genre. Voici deux observations, l'une concernant un persécuté, l'autre un lypémaniaque, où nous voyons les malades se plaindre des fausses sensations dont il est ici question.

Obs. XVII. — S..., trente ans, est atteint de mégalomanie avec des idées de persécution. Ayant assisté à une représentation donnée par une artiste célèbre, il s'imagina que cette artiste l'avait particulièrement distingué et devait lui envoyer un buste sculpté par elle. Il attendit avec une certaine impatience l'envoi qu'il croyait devoir lui être fait, et comme rien ne lui était adressé, il s'imagina qu'on avait détourné le cadeau qui lui était destiné et alla se plaindre à la police. Sur cette plainte et à propos de ce qu'il raconte, on met en doute l'intégrité de son état mental, et après avoir été examiné par un médecin, il est envoyé à Bron.

Depuis longtemps déjà, S... était en proie à des conceptions délirantes ambitieuses que venaient compliquer des idées de persécution. Il s'imaginait qu'il était le fils d'un comte et que sa famille le poursuivait pour le priver de l'héritage de son vrai père, héritage purement imaginaire, aussi imaginaire que la paternité d'où il aurait tiré ses droits. Les sergents de ville sont employés par ses ennemis pour le rendre impuissant; ils s'introduisent la nuit chez lui pour mettre des substances anaphrodisiaques dans ses aliments. C'est par ces manœuvres qu'il explique la frigidité dont il est atteint depuis quelque temps. A l'asile, il se plaint des mêmes vexations exercées à son égard; de plus il croit que sa tête est déplacée suivant son axe, le nez se trouvant sur la même ligne que l'épaule, et il éprouve pendant la nuit des sensations qu'il attribue à des individus cherchant à exercer à son égard des attentats contre nature. Il ne voit personne ou aperçoit seulement des ombres sur lesquelles il se précipite sans pouvoir jamais les saisir.

Obs. XVIII. — M... (asile de Dijon), est atteint de lypémanie avec conceptions délirantes religieuses. Sa mère est aliénée et on constate également chez elle des idées tristes.

M... s'imagine qu'il est indigne, qu'il se fait toute espèce de mal, qu'il mérite les plus grands supplices. Sous l'influence de ces conceptions délirantes, M... est extrêmement abattu; il refuse de manger. Outre ces idées d'indignité, M... croit encore qu'on le tourmente, qu'on le persécute, qu'on veut lui faire commettre mille actions indignes. Il entend des individus qui parlent de lui faire subir les plus odieux outrages et tous les matins c'est avec désespoir qu'il raconte ses hallucinations de la nuit. Voici, du reste, des fragments d'une lettre écrite par le malade, qui montrent bien le genre d'hallucinations auxquelles cet aliéné était en proie et quelles impressions il ressentait.

Le soussigné déclare en son âme et sa conscience être, depuis un mois environ, de la part de certains malades ou habitants de l'établisement, l'objet de continuelles agressions ayant pour but et pour résultat de l'atteindre de loin jusque dans son corps au moyen d'instruments dont la Faculté devrait seule disposer et de le soumettre constamment à de tristes expériences susceptibles de le déshonorer en le faisant participer à des vices dont il a horreur, soit en l'empêchant de se livrer à ses occupations, soit en lui communiquant un genre de folie et des manies qu'il n'a pas l'envie de de contracter et afin de se justifier en l'associant à des actes de prodigalité ou d'immoralité ne pouvant émaner que de personnes faibles, déjà prévenues par de fausses dénonciations contre le pauvre être qui écrit en ce moment ces lignes...

Pour préciser, il dit formellement avoir entendu des paroles prononcées par des voix invisibles: « Tue-le, on le tuera là. Je suis Sodôme, je suis la lubricité. Consent-il? Il faut qu'il consente » Et alors les instruments magiques de fonctionner en rapprochant les distances, de façon à unir son corps à celui de ceux qui veulent être ses proxénètes, etc.

Voici encore une observation qui nous est personnelle, et qui nous paraît se rattacher à la précédente.

Obs. XIX. — Un riche négociant de vins de Londres, le sieur L..., nous est amené à Bron. Arrivé à Lyon, cet homme surprend son maître d'hôtel par ses allures bizarres et soupçonneuses. On le fait suivre un matin et on arrive assez à temps pour le retirer du Rhône. Cet homme, pressé d'expliquer les motifs de son suicide, raconte que, depuis plusieurs jours, il est poursuivi par des hommes qui veulent abuser de lui. Il a vu ces personnages dans la rue, ce qui l'obligeait à changer continuellement d'itinéraire, sans pouvoir les dépister. Dans sa chambre, il les a encore retrouvés et il les a sentis s'essayer sur lui à des actes contre nature. Les actes de pédérastie commis sur sa personne l'ayant déshonoré, il a voulu se tuer.

RÉSUMÉ

De toutes ces observations il nous semble résulter ceci :

1° L'hallucination de la sensibilité est, dans certains cas, du moins, très difficile à distinguer des illusions causées par les troubles viscéraux.

2° L'hallucination de la sensibilité est un signe très important à constater.

Au point de vue médico-légal, que de crimes et de suicides peuvent être expliqués par une hallucination de la sensibilité ! Que L..., par exemple, un des derniers dont nous citions l'observation, croie reconnaître dans le premier passant venu un de ceux qui avaient abusé de lui, qu'il le tue, et nous serons en face d'un halluciné de la sensibilité devenu criminel.

Nous pourrions citer d'autres faits du même genre dans lesquels l'halluciné, tourmenté par ses douleurs imaginaires, essaie de se donner la mort pour échapper à son supplice, ou se fait des mutilations plus ou moins dangereuses pour se guérir.

La constatation de l'hallucination de la sensibilité est donc d'une très grande importance, et nous devons nous élever contre la théorie de certains aliénistes qui ne lui en accordent aucune.

3° Ces hallucinations sont très nombreuses et nous pouvons dire, sans crainte de paraître trop nous avancer que, dans le délire de persécution, on peut placer les hallucinations de la sensibilité, comme fréquence, immédiatement après celles de l'ouïe, alors qu'autrefois on les considérait comme plus rares que celles de la vue.

4° L'hallucination de la sensibilité, ne s'accompagnant pas de celles de l'ouïe ou de la vue, ou des deux réunies, est très rare.

FIN

LYON. — IMPRIMERIE PITRAT AINÉ, RUE GENTIL, 4.

www.ingramcontent.com/pod-product-compliance
Ingram Content Group UK Ltd.
Pitfield, Milton Keynes, MK11 3LW, UK
UKHW020221200726
13856UKWH00004B/1542